AF246498

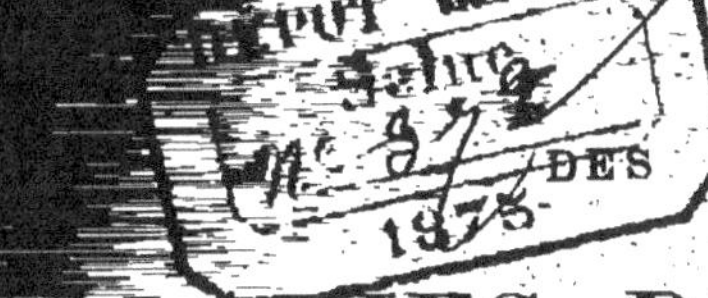

MALADIES DES YEUX

CAUSÉES PAR LES

MAUVAISES LUNETTES

CONSEILS INDISPENSABLES A TOUT LE MONDE

PAR LE DOCTEUR

ARTHUR CHEVALIER, O. ❋, ✠

Opticien, Officier d'Académie, etc., etc.

Petit-fils, fils et seul successeur de

VINCENT CHEVALIER & CHARLES CHEVALIER

20 Récompenses, dont 6 Médailles d'or,

AUX EXPOSITIONS NATIONALES

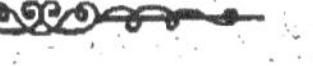

> La vérité est un coin qu'il faut faire
> entrer par le gros bout.
>
> FONTENELLE.

CHEZ L'AUTEUR

158, Palais-Royal (Galerie de Valois),

Ci-devant quai de l'Horloge.

Maison continuée de père en fils depuis 1760.

PRIX : 25 CENTIMES.

1876

[illegible]

[illegible]

[illegible]

[illegible]

[illegible]

MALADIES DES YEUX

CAUSÉES PAR LES

MAUVAISES LUNETTES

CONSEILS INDISPENSABLES A TOUT LE MONDE

PAR LE DOCTEUR

ARTHUR CHEVALIER, O. ✳, ✠

Opticien, Officier d'Académie, etc., etc.

Petit-fils, fils et seul successeur de

VINCENT CHEVALIER & CHARLES CHEVALIER

20 Récompenses, dont 6 Médailles d'or,

AUX EXPOSITIONS NATIONALES

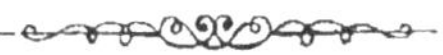

La vérité est un coin qu'il faut faire
entrer par le gros bout.

FONTENELLE.

CHEZ L'AUTEUR

158, Palais-Royal (Galerie de Valois),

Ci-devant quai de l'Horloge.

Maison continuée de père en fils depuis 1760.

PRIX : 25 CENTIMES.

1876

AVIS IMPORTANT

Afin d'éviter toute confusion relativement au nom de CHEVALIER, il est indispensable de remarquer que la maison du Palais-Royal peut seule revendiquer les titres suivants à la confiance du public :

1° La première fondée quai de l'Horloge, en 1760 ;

2° La seule continuée de père en fils ;

3° La seule ayant reçu des médailles d'or aux expositions nationales.

Pour l'usage des lunettes, consulter :

L'ART

DE

CONSERVER LA VUE

PAR LE DOCTEUR

ARTHUR CHEVALIER

5e édition.

1 volume in-18 de 200 pages.

PRIX : 1 FRANC.

DES

MALADIES DES YEUX

CAUSÉES PAR LES

MAUVAISES LUNETTES

On peut, sans crainte d'être démenti, affirmer que le plus grand nombre des maladies des yeux provient de l'usage des mauvaises lunettes, ce qui s'explique très-simplement par l'indifférence du public, qui confie sa vue au premier venu, sans réfléchir aux conséquences d'un tel abandon.

Dans nos diverses éditions de l'*Hygiène de la vue* et de l'*Art de conserver la vue* (1), nous avons fait tous nos efforts pour mettre le public en garde contre les manœuvres du charlatanisme. Nous dirons encore ici quelques mots à ce sujet, de façon que chacun puisse se rendre un compte exact des choses et discerner ensuite.

------

(1) 1 volume in-18, avec figures. Prix : 1 fr.

Comme nous l'avons déjà dit, le *premier venu* délivre des lunettes, et, pour ce, il ne faut aucun titre. Nous avons fait remarquer combien cela était fâcheux. Il y a quelques années, une pétition que nous adressâmes au Sénat, dans le but de réglementer la vente des lunettes, fut discutée ; mais on passa à l'ordre du jour. Il n'y avait pas à insister.

Les piéges tendus au public par les charlatans sont nombreux, et ils augmentent d'autant plus qu'il y donne tête baissée ; il ne faut donc pas s'étonner si le nombre des maladies des yeux augmente toujours.

Presque tous les verres de lunettes délivrés au public sont faits en *verres à vitres* et fabriqués en *masse*, à l'aide de la machine à vapeur. Nos provinces en envoient chaque jour à Paris environ cinq mille paires. Partant de là, tout individu, même dépourvu des connaissances optiques les plus élémentaires, peut acheter ces verres et les débiter au public pour ainsi dire au hasard ; il suffira de les décorer d'un nom plus ou moins singulier, d'y joindre une publicité assez étendue, et le tour sera joué.

Que chacun se tienne donc en garde ! Que chacun ne croie pas au *cristal épuré, purifié*, au *cristal de roche du Brésil*, au *cristal de Bohême*, etc., régénérant, fortifiant les vues les plus compromises. Que chacun ne croie pas à ces débitants qui, à la seule inspection des yeux d'une personne, donnent des verres convenables.

Laissons cette faculté merveilleuse aux charlatans. Nous pourrions énumérer bien d'autres choses de même nature, mais à quoi bon? Chacun a déjà dû comprendre le but de ces réclames. Cependant nous ne laisserons pas passer sous silence l'*oculiste-opticien*. Oculiste, pourquoi? Je laisse au public intelligent le soin de démêler dans quel but ce titre est *pris;* c'est le mot. C'est à lui seul qu'il appartient de faire justice de tout cela, et nous le prions d'être impitoyable. Tout fabricant sérieux ne peut, pour faire connaître ses produits, se dispenser d'employer soit des livres, soit des brochures; c'est à chacun de vérifier et de savoir si la vérité existe. — A notre égard, nous pensons que les médailles d'or reçues dans nos expositions, l'ancienneté de notre maison (depuis un siècle de père en fils), les produits fabriqués sous notre direction, sont des titres à la confiance publique. Que chacun en exige de semblables de la part d'un opticien, et il pourra lui confier sa vue sans crainte d'accidents.

DU MEILLEUR VERRE POUR LES LUNETTES

Le seul verre capable d'être employé pour les lunettes est le *crown-glass.*

Le *crown-glass* est le verre ordinaire; il est fabriqué avec du sable et de la potasse; c'est un véritable sel (silicate de potasse); il s'en fabrique de deux sortes :

Le verre à vitres, *crown-glass impur*, de peu de valeur, est verdâtre et contient des stries, des bulles, etc. La masse des verres de lunettes est faite avec cette substance.

Quelques verreries spéciales fabriquent le *crown-glass pur*, blanc, limpide, sans bulles ni défauts. C'est le seul verre qui soit bon pour les lunettes. C'est celui-là que nous employons exclusivement.

Les verres de lunettes du commerce, comme nous l'avons dit plus haut, sont faits en *crown-glass impur*, *par la machine à vapeur*, ce qui rend le centrage impossible ; ils sont polis sur du drap enduit de rouge ; leurs surfaces sont déformées et pleines de stries. Voilà ce que le public emploie, décoré des noms cités précédemment. Tous ces verres sont verdâtres. En les regardant sur leur épaisseur, on le voit de suite.

Les verres de lunettes en *crown-glass pur* que nous fabriquons, et qui devraient être seuls employés, sont faits *séparément, exactement centrés ;* l'égalité de leur épaisseur est vérifiée à l'aide d'instruments précis.

Ils sont polis sur du papier fin enduit de tripoli. Tous ces soins ne peuvent être pris que par les fabricants sérieux.

On a beaucoup vanté le cristal de roche du Brésil, de Chine ou de Cochinchine. Le cristal de roche altère la vue. Il est doué de la double réfraction.

C'est Bartholin qui, en 1647, découvrit cette propriété, et c'est Huygens, en 1673, qui l'étudia.

La double réfraction que possède le cristal de roche le

rend donc impropre aux usages de l'optique et en parti-
culier pour la fabrication des verres de lunettes, car si
les images ne paraissent pas doubles à travers de tels
verres, à cause de leur peu d'épaisseur et de leur
mode d'emploi, il n'en est pas moins vrai que la double réfraction existe, qu'elle peut occasionner un
trouble visuel très-considérable, émousser la rétine,
déterminer de la fatigue d'accommodation et même
une sorte d'amblyopie.

Relativement à la forme, celle *sphérique* est la seule
convenable.

Les verres sont creux des deux côtés (verres concaves, pour les myopes) ou bombés des deux côtés
(verres convexes, pour les presbytes).

Les verres sont aussi périscopiques, c'est-à-dire
bombés d'un côté et creux de l'autre. Ces verres, dus
à Wollaston, sont parfaits, et dans la plupart des cas
ils doivent être prescrits.

Les verres cylindriques, prismatiques, ne sont employés que dans des cas spéciaux, indiqués par les
docteurs oculistes.

Par l'usage des mauvais verres, des mauvaises lunettes, *on peut devenir aveugle*, cela ne fait aucun
doute.

Ajoutez-y le mauvais choix du numéro, et la perte de
la vue est assurée. Nous voyons chaque jour des per-
sonnes dont la vue est profondément altérée par la résul-
tante des causes précitées. L'un porte un numéro trop
fort qui congestionne la choroïde et émousse la rétine.

L'autre le porte trop faible et arrive au même résultat, par suite d'efforts prolongés. D'autres se perdent la vue par l'usage inconsidéré des verres colorés. C'est ainsi que la plupart des *amblyopies, cataractes, choroïdites, iritis,* etc., proviennent le plus souvent de l'emploi des mauvaises lunettes. Au reste, nos savants docteurs oculistes en savent trop long sur ce sujet, et le fait est malheureusement trop connu pour que le doute soit possible. Le public lui-même le sait, et, dans le cercle de ses connaissances, chacun a pu voir bien des vues altérées par les mauvaises lunettes. Qu'on fasse donc la plus scrupuleuse attention, et, lorsqu'on aura des doutes, qu'on s'adresse à un opticien savant, ou encore qu'on prenne l'avis d'une de nos célébrités médicales en oculistique. Qu'on demande à MM. Desmarres, Galezowski, Magne, Perrin, Giraud-Teulon, Cusco, etc.; au moins on sera sûr d'avoir un avis basé sur la science et le mérite. Voilà comment il faut agir pour conserver le plus précieux de nos organes, car, sans la vue, la vie est un vrai supplice.

Nous terminerons cet opuscule par quelques conseils sur le choix des verres dans les différentes affections des yeux.

DE L'USAGE DES LUNETTES

PRESBYOPIE

Emploi des Nos 60 à 18.

1° Il faut prendre pour lire ou travailler un numéro mathématiquement approprié, *ni trop fort, ni trop faible.*

2° Il faut s'en servir pour la distance maximum de 30 à 32 centimètres, *et ne jamais regarder au delà. Cette remarque, qui n'est pas signalée, est de la plus haute importance, car, en s'écartant de ce précepte, on s'altère promptement la vue.*

3° Un seul numéro suffit pour le jour et le soir.

4° *Les presbytes ne doivent pas porter de verres colorés,* car ayant besoin de beaucoup de lumière pour voir, si vous affaiblissez cette lumière, il faudra augmenter le numéro.

5° Les presbytes doivent très-peu lire le soir.

6° Les verres doivent être périscopiques ou isocèles, suivant les cas.

HYPERPRESBYOPIE (presbyopie forte).

Emploi des Nos 16 à 7.

1° Lorsque la presbyopie est forte, il faut employer un numéro mathématiquement choisi pour lire, et ne s'en servir que pour la distance de 30 à 32 centimètres.

2° On ne doit pas lire le soir.

3° Les verres colorés doivent être tout à fait proscrits. Il faut éviter de tomber dans cette erreur qui tend à faire croire, pour un presbyte, *que le verre coloré adoucit la vue.*

4° Les numéros pour lire, à partir du n° 14 environ, nécessitent d'avoir, pour les distances intermédiaires, des numéros plus faibles. Ainsi, si un hyperpresbyope lit à 30 centimètres avec le 12, il lui faudra le 16 ou le 18 pour dessiner, peindre, jouer aux cartes, etc.

Lorsque le numéro pour lire se trouve le 9 environ, un autre numéro pour voir de loin peut être employé, mais avec réserves et sur indications spéciales.

MYOPIE

1° Dans la myopie faible, on doit se passer de verres.

2° On distingue la myopie réelle, qui se divise en myopie faible, myopie forte, myopie très-forte.

3° Dans ces divers cas, des verres concaves appropriés seront employés; on s'en servira accidentellement. Les lunettes doivent être proscrites, et le pince-nez devra être préféré.

4° Dans la *myopie à distance,* sorte de myopie dans laquelle les objets éloignés ne sont pas perçus, tandis que la vision des objets rapprochés est normale, on doit, autant que possible, se passer de verres.

5° Si la myopie est très-forte, on doit avoir des lunettes pour lire, car sans cela un seul œil fonctionne, et son congénère finit par contracter une amblyopie.

6° Les myopes doivent porter des verres colorés ; lorsqu'ils s'exposent aux lumières vives, ils leur sont utiles.

7° Les verres périscopiques sont indispensables dans la myopie.

DIVERSES AFFECTIONS VISUELLES

ASTHÉNOPIE (*vue faible*). — Verres bombés très-faibles. — Consulter un médecin.

DIPLOPIE (*vue double*) ET STABISME. — Verres prismatiques, qui doivent être prescrits par un médecin.— Emploi de lunettes spéciales.

PHOTOPHOBIE (*horreur de la lumière*). — Verres colorés, enfumés ou bleu noirâtre.— Jamais, dans aucun cas, ne se servir des verres bleu pur ni verts.

MYDRIASE (*dilatation de la pupille*). — Lunettes à trous. — Conseils d'un médecin.

AMBLYOPIE (*vue trouble*). — Verres convexes d'un numéro fort. — Conseils d'un médecin.

ASTIGMATISME (*inégalité de réfringence dans les méridiens du cristallin*). — Verres cylindriques plans concaves ou convexes. — Verres sphéro-cylindriques. — Conseils d'un médecin.

Cataracte. — Après l'opération, verres convexes, choisis avec les plus grands soins. — Verres colorés.

DES MONTURES DE LUNETTES

Les montures doivent être solides et surtout parfaitement centrées. — Nous nous servons, pour les choisir, d'instruments spéciaux.

PRIX DES VERRES DE LUNETTES

Verres de lunettes en glace de 1re qualité, convexes ou concaves, pour presbytes ou myopes, isocèles :

La paire, du N° 80   au N° 5 . . . 3 fr.
    —   N° 4 1/2 au N° 3 . . . 4
    —   N° 2 1/2 au N° 2 . . . 5

Verres en *crown-glass* pur, travaillés isolément au papier, convexes ou concaves, pour presbytes ou myopes :

La paire, du N° 80   au N° 5 . . . 8 fr.
    —   N° 4 1/2 au N° 3 . . . 9
    —   N° 2 1/2 au N° 2 . . . 10

Lunettes en acier, avec verres en glace de 1re qualité, et étui. . 6, 8, 9 et 10 fr.

SPÉCIALITÉS

Lorgnettes jumelles achromatiques avec 6 verres, pour le théâtre, à 20, 25, 35, 45 fr. et au-dessus.

Lorgnettes jumelles achromatiques, pour le théâtre, à **12** verres, à 45, 55, 70 fr. et au-dessus.

Modèles riches, depuis 35 et 40 fr.

Lunettes marines, longues-vues, télescopes, instruments de physique, d'optique, de mathématiques et météorologie.

RÉCOMPENSES

DÉCERNÉES A

Louis-Vincent CHEVALIER,

Jacques-Vincent CHEVALIER,

Charles CHEVALIER,

Arthur CHEVALIER.

1819	Exposition nationale	Citation favorable.
1823	Exposition nationale	Mention honorable,
1827	Exposition nationale	Médaille d'argent.
1828	Athénée des Arts	Médaille d'argent.
1830	Exposition nationale	Médaille d'argent.
1834	Société d'encouragement	Médaille d'argent.
1834	Société d'encouragement	Médaille d'or.
1834	Exposition nationale	Médaille d'or.
1835	Exposition de Valenciennes . . .	Mention honorable.
1837	Académie de l'Industrie	Médaille de bronze.
1839	Exposition nationale	Médaille d'or.
1839	Exposition nationale	Médaille d'argent.
1839	Société d'encouragement	Médaille d'or.
1840	Académie de l'Industrie	Médaille d'argent.
1841	Société d'encouragement	Médaille de platine.
1844	Exposition nationale	Médaille d'or.
1847	Société d'encouragement	Médaille d'argent.
1849	Exposition nationale	Médaille d'or.
1850	Société d'encouragement	Médaille de platine.
1851	Exposition de Londres	Mention honorable.
1853	Société libre des beaux-arts . . .	Médaille d'argent.
1855	Exposition universelle	Médaille de 1re classe.
1864	Exposition d'Anvers	Médaille d'argent.
1867	Exposition universelle	Médaille d'argent de 1re classe.
1867	Exposition d'Anvers	1re Médaille d'hon. en vermeil.
1868	Exposition maritime du Havre . .	Médaille d'argent.
1868	Exposition de la Société d'insecto-logie agricole	Médaille de bronze.
1870	Muséum d'histoire naturelle de Florence	Médaille d'honneur en argent.
1872	Exposition des insectes (Société d'apiculture)	Médaille d'argent.

Ouvrages de Arthur CHEVALIER.

Hygiène de la vue. 1 volume in-18, avec
200 figures . . . . 4 »

Hygiène de la vue, petite édition. 1 volume,
avec figures . . . . 1 »

L'Etudiant photographe, traité complet de
photographie, avec figures . . . . . 4 »

L'Etudiant micrographe, traité complet du
micrographe. 1 volume in-8, avec 300 fig. 7 50

Méthode des portraits, grandeur naturelle. 1 50

Les Trichines, brochure, avec figures. . . 1 »

L'Etudiant oculiste . . . . 3 »

L'Art de conserver la vue . . . . . . 1 »

L'Art de l'opticien par rapport aux lu-
nettes . . . . » 50

Arthur CHEVALIER,

1867. Chevalier de l'ordre royal des SS. Maurice et Lazare.
1868. Chevalier de l'ordre royal de la Couronne d'Italie.
1870. Officier de l'ordre royal des SS. Maurice et Lazare.
1870. Officier d'Académie.
1870. Docteur en philosophie de l'université de Rostock.

Paris. — Imprimerie Gauthier-Villars, 55, quai des Grands-Augustins.

Paris. — Imprimerie Gauthier-Villars, 55, quai des Grands-Augustins.